THÉRAPEUTIQUE RESPIRATOIRE.

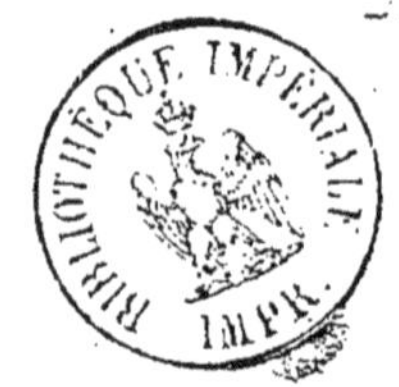

INSTRUCTION

SUR

L'INSTRUMENT PULVERISATEUR

DES LIQUIDES MÉDICAMENTEUX

A FAIRE RESPIRER DANS LE TRAITEMENT DES MALADIES DE POITRINE.

ET LA MANIÈRE DE S'EN SERVIR.

SUIVIE D'UNE NOTE SUR LA DIÈTE RESPIRATOIRE ET SON APPAREIL.

PAR

M. le docteur SALES-GIRONS,

Rédacteur en chef de la *Revue médicale*, Chevalier de la Légion-d'Honneur.

TROISIÈME ÉDITION

Augmentée de l'indication des témoignages donnés à la méthode et à l'instrument par MM. Trousseau, Poggiale, Bouillaud, Blache, Barthez, Demarquay, Réveil, etc.

PARIS

CHEZ M. J. CHARRIÈRE

FABRICANT D'INSTRUMENTS DE MÉDECINE ET DE CHIRURGIE.

6, *Rue de l'École-de-Médecine.*

1862.

A M. J. CHARRIÈRE,

FABRICANT D'INSTRUMENTS DE CHIRURGIE.

N° 6 RUE DE L'ÉCOLE DE MÉDECINE, A PARIS.

MONSIEUR,

Vous me demandez une Note pouvant servir de guide aux personnes qui doivent faire usage de l'Appareil pulvérisateur portatif, je m'empresse de satisfaire à cette demande.

Faites imprimer le texte que je vous adresse et joignez-en la brochure à chacun des Appareils que vous livrerez.

Je saisis cette occasion pour vous remercier du précieux concours que j'ai trouvé en vous, durant les nombreux essais qui ont précédé la confection actuelle de l'instrument.

Agréez, Monsieur, l'assurance de mes sentiments d'estime parfaite.

SALES-GIRONS.

AVIS AU LECTEUR.

Cette Notice se divise dans les quatre points suivants :

1° Idée de la méthode respiratoire, à laquelle cet Appareil pulvérisateur des liquides médicamenteux doit son origine.

2° Applications de l'Appareil, et maladies dans le traitement desquelles il peut être utilisé ;

3° Liquides et substances à employer ;

4° Description des Appareils et manière de s'en servir.

Les malades qui ne sont pas tenus de suivre l'ordre logique de cette Notice, peuvent passer les trois premiers points, et arriver de prime abord au quatrième. Ils y apprendront ce qui les intéresse le plus immédiatement, c'est-à-dire, la manière de faire fonctionner l'instrument pour leur usage propre, et les précautions à observer avant, pendant et après l'opération.

THÉRAPEUTIQUE RESPIRATOIRE.

NOTE SUR L'INSTRUMENT PULVÉRISATEUR DES LIQUIDES MÉDICAMENTEUX, SES APPLICATIONS AU TRAITEMENT DES MALADIES DE POITRINE ET MANIÈRE DE S'EN SERVIR.

CHAPITRE I.

IDÉE DE LA THÉRAPEUTIQUE NOUVELLE.

§ I. *La Méthode.*

La méthode des respirations curatives du docteur Sales-Girons se distingue des procédés analogues, en ce qu'elle a pour objet d'administrer les médicaments liquides dans les bronches, non pas en vapeurs, mais en un état de division telle que le malade peut les respirer, et les faire ainsi pénétrer dans la poitrine plus facilement que s'ils étaient à l'état gazeux.

Le procédé de M. Sales-Girons consiste dans la *Pulvérisation* des liquides médicamenteux au moyen d'un appareil qui a été présenté à l'Académie de médecine (1).

Ce procédé a sa raison dans la voie nouvelle qu'il vient ouvrir à la thérapeutique. L'homme présente trois grands organes de médications : l'Estomac, la Peau et les Bronches.

Or, la muqueuse bronchique, celle qu'on a le moins uti-

(1) Les mots, *poussière d'eau*, *pulvérisateur* et *pulvérisation* des liquides, ont quelque chose qui répugne à l'usage; mais M. Sales-Girons les a employés dans son Ouvrage, en demandant qu'on les lui passât jusqu'à ce qu'on en ait trouvé qui désignent plus exactement l'état de division dans lequel sont réduits l'eau et les liquides par son appareil portatif. Au fait, pourquoi les liquides ne feraient-ils pas de la poussière comme les solides? Le mot *pulvérisation* ici aura cela d'utile qu'il distinguera bien cet effet de celui de la *vaporisation*.

lisée, offre d'incontestables avantages : 1° Sa surface est plus de vingt fois plus vaste que celle du corps et de la muqueuse digestive ; 2° sa puissance d'absorption est incomparablement plus active ; 3° sa position, au foyer de l'hématose et au centre de la circulation parfaite, est exceptionnelle ; 4° enfin, pour les maladies de poitrine elle est sans contredit élective, etc.

Pour ces motifs sans doute, la pratique séculaire n'a pas cessé de chercher les moyens d'administrer les médicaments par cette grande voie. La pulvérisation des liquides (la plupart des médicaments pouvant être rendus liquides) est venue réaliser le meilleur moyen.

Il ne sera question ici que des lésions des organes respiratoires ; mais un jour, d'autres maladies pourront être traitées par la respiration ; car l'absorption bronchique peut répandre et généraliser un médicament dans l'organisme d'une manière plus directe et plus prompte parfois que l'absorption digestive.

Ainsi, qu'est-ce qui peut être plus rationnel, les miasmes paludéens s'introduisant dans l'économie par la respiration, que de traiter la fièvre par la respiration d'une solution de quinquina ? Nous ne fesons que prévoir des résultats plus que probables en citant un exemple de maladie, entre autres.

Ajoutons seulement pour ceux qui penseraient que la méthode respiratoire, en vue des lésions pulmonaires, est une médication purement topique ou locale, qu'elle remplit aussi bien l'indication générale. En effet, le médicament après l'absorption bronchique entre immédiatement dans le torrent de la circulation artérielle, ce qu'il ne ferait pas par les autres voies ordinaires qui commencent par les veines.

§ II. *Usage distinctif de l'instrument pulvérisateur.*

Cet appareil, rendu portatif et d'un usage facile, se distingue, comme la méthode dont il provient, de tous les systèmes d'inhalation respiratoire, en ce qu'il poudroye les liquides pour les rendre respirables, au lieu de les *Vaporiser*, comme l'ont fait tous les appareils sans exception imaginés jusqu'à ce jour.

Un exemple, du reste, va faire comprendre la différence qu'il y a entre ce procédé nouveau et les procédés anciens. Supposez que le médecin ordonne à un malade de respirer de l'eau salée ou de l'eau de mer, qui peut être un si bon médicament respiratoire dans bien des cas de maladies de poitrine; avec les appareils connus, il va faire chauffer ou bouillir cette eau, et le malade en devra respirer la vapeur qui s'élève de l'ouverture du vase qui la contient. Mais il n'y a qu'un inconvénient, c'est que cette vapeur n'est plus de l'eau salée; elle n'est pas salée elle-même; c'est de l'eau dessalée ou distillée, le sel étant resté dans le vase d'ébullition. On peut s'assurer du fait en continuant de faire bouillir jusqu'à complète évaporation. Alors en effet on trouvera le sel, qui était l'agent principal du médicament, attaché aux parois intérieures du vase.

Avec l'appareil pulvérisateur, au contraire, l'eau de mer sans être chauffée, va être réduite en poussière respirable: et comme dans cet état de division, si parfaite qu'on la suppose, le liquide n'est que brisé, fragmenté, éclaboussé, chacune de ses particules doit porter le sel qu'il contient primitivement. Chaque particule de cette poussière enfin est l'eau elle-même, comme la poussière de charbon est du charbon. Du reste, le goût de sel, produit dans la bouche de la personne qui la respire, et la sensation spéciale qu'elle donne dans les bronches, indiqueront la différence qu'il y a entre la poussière et la vapeur d'eau de mer.

Cet exemple de l'eau salée est exactement applicable à tous les autres liquides médicamenteux, tels que les eaux minérales sulfureuses et les solutions ou infusions médicamenteuses ; il démontre, d'une manière toute physique, que la nouvelle méthode de la pulvérisation seule a pour effet d'introduire dans les organes pulmonaires les médicaments liquides dans toute l'intégrité de leur composition.

Les procédés existants restent et ont leur utilité, mais seulement pour les circonstances où le médecin n'aura d'autres intentions pour son malade que la simple fumigation humide ou gazeuse des substances vaporisées.

§ III. *Recommandation académique de l'appareil.*

Jamais méthode thérapeutique ne fut plus promptement adoptée que celle-ci. La théorie en est si rationnelle qu'elle semble avoir tout d'abord dispensé le médecin de l'épreuve ou du critérium de la pratique.

Appliquée en 1856 aux eaux sulfureuses de Pierrefonds, la pulvérisation, sous le nom de *Salle de respiration nouvelle*, est déjà établie dans la majorité des établissements thermaux, tels que Bonnes, Luchon, Cauterets, Uriages, etc., et sur les principales plages maritimes fréquentées par les malades ou les convalescents, Arcachon, Royan, Trouville, Fécamp, etc.

Aussitôt que l'appareil portatif fut un peu connu, l'Académie nomma une commission d'examen pour en avoir un rapport. Voici comment s'exprime le professeur Gavarret, rapporteur, dans la séance du 1er mai 1860, en parlant du troisième modèle, qui lui fut présenté :

« Encouragé par cette haute approbation de l'Académie
« (médaille d'argent) M. Sales-Girons a cherché le moyen de
« vulgariser l'administration des liquides médicamenteux par
« les voies respiratoires; à cet effet, il a imaginé un appa-
« reil qui permet aux malades de recourir à domicile à ce
« genre de médication.

« Le pulvérisateur portatif (3e modèle) se compose d'un
« réservoir cylindrique de verre dans lequel on introduit la
« solution au moyen d'une petite pompe. Le liquide en péné-
« trant ainsi refoule l'air devant lui et le comprime. Selon la
« quantité de liquide introduite, la pression intérieure peut
« s'élever à deux, trois et quatre atmosphères. D'ailleurs,
« l'air ne se mêle jamais dans le liquide et ne peut en altérer
« la composition.

« Une graduation, tracée sur un des montants de la
« toile métallique de protection, permet de mesurer le degré
« de compression de l'air. La pulvérisation s'effectue bien
« quand le liquide s'échappe sous une pression de trois at-
« mosphères. Au moment où l'on ouvre le robinet à la partie
« supérieure de l'appareil, l'eau comprimée s'élance par une
« rainure capillaire et fournit un filet liquide très-fin, qui va
« se briser sur une lentille métallique placée à quelques cen-
« timètres sur son trajet, dans un tambour qui sert à rejeter
« la poussière dans la direction voulue.

« En résumé, dit en terminant le savant professeur de la
« Faculté de médecine, le nouvel appareil de M. Sales-Girons,
« sorti des ateliers de M. Charrière, est bien conçu, très por-
« tatif, et remplit toutes conditions d'un bon pulvérisateur.

« Il permet, disons-nous, d'administrer à domicile et par les

« voies respiratoires tous les liquides et toutes les substances « médicamenteuses solubles.

« En conséquence, votre Commission d'examen estime « qu'il y a lieu de remercier M. Sales-Girons, de la présen- « tation qu'il a faite à l'Académie de son nouvel instrument « de pulvérisation. »

§ IV. *Expériences cliniques concernant la méthode.*

Quant aux diverses maladies chroniques de la poitrine, les résultats curatifs que produisent les respirations d'eau miné- rale pulvérisée dans les Établissements thermaux sont des faits d'observation déjà trop connus pour qu'on les rappelle ici. Dans une note, M. Sales-Girons n'a pas craint de dire que la théra- peutique de ces affections s'est enrichie d'un mode de traitement qui prouvera que la phthisie elle-même n'est pas une maladie incurable, comme on l'a trop communément pensé de nos jours.

Relativement aux affections aiguës ou diphthéritiques, la plupart des journaux ont fait connaître les expériences faites à la Clinique de M. Trousseau, à l'Hôtel-Dieu. Qu'il nous soit permis d'en citer les conclusions.

« La pulvérisation, écrit M. le docteur Moynier, chef de « cette clinique, dans la *Gazette des Hopitaux* (février 1860) « comme méthode respiratoire, a déjà donné dans le traite- « ment des angines couenneuses de nombreux succès... J'ai « été témoin, continue-t-il, de la guérison d'une petite « fille de 4 ans, atteinte d'une angine pseudo-membraneuse « fort grave. Mais l'effet de cette médication a été encore « plus manifeste dans un cas d'œdème de la glotte. Sous l'in- « fluence de la pulvérisation d'une solution saturée de tannin, « la respiration s'est rétablie lorsque le professeur Robert se

« disposait à pratiquer la trachéotomie. » (Voir la *Revue* « *médicale* du 15 avril 1860).

Aujourd'hui les expériences, avec la solution tannique et autres, se poursuivent activement à la clinique des enfants de l'Hôpital Saint-Eugénie, sous la direction de M. E. Barthez, médecin du Prince impérial. On peut voir dans le journal la *Revue médicale* (octobre et novembre 1860) l'exposé des premières observations adressées à M. Sales-Girons, par M. Barthez. On y lira les lignes qui suivent.

« Au point de vue important de l'action exercée par la pous- « sière liquide (solution de tannin au 20e) sur la lésion lo- « cale elle-même, écrit M Barthez, vous verrez que chez les « trois enfants sujets de nos expériences, les fausses mem- « branes ont subi des modifications favorables. Nous avons « pu le constater directement là où elles étaient visibles. Pour « le larynx, et peut-être aussi pour les bronches, le fait a été « rendu évident par le calme de la respiration, la diminution « de la dyspnée, la disparition des accès de suffocation, les « résultats de l'auscultation, et enfin par ceux de l'autopsie. « Chez l'un de nos petits malades, il n'a fallu que 24 heures « pour obtenir le commencement de cette action utile, tandis « que chez un autre elle s'est fait attendre près de trois jours. »

§ V. *Les trois formes de l'instrument.*

Comme les figures-ci reproduites nous l'indiquent, il y a des appareils pulvérisateurs de trois formes ou modèles. Chaque modèle a ses avantages propres. Cependant, comme l'ordre dans lequel nous les signalons, marque la série des perfectionnements, il est naturel que le dernier venu se recommande par quelque particularité qui le distingue des précédents.

Le modèle no 1 est le premier en date; il a pour lui l'avantage, une fois chargé et monté à la pression de 4 atmosphères, de pouvoir pulvériser jusqu'au bout, le liquide qu'il contient sans être remonté.

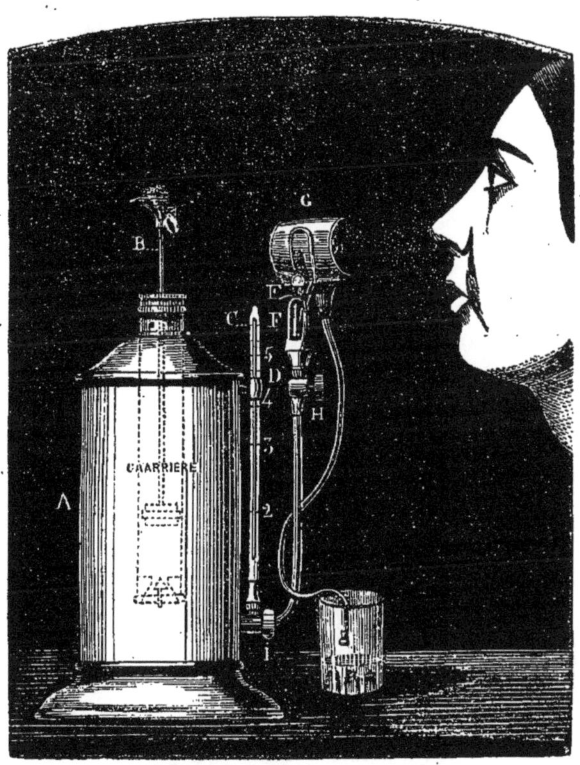

A. Vase contenant le liquide à poudroyer.
B. Piston de la pompe produisant la compression du liquide.
C. Manomètre pour indiquer le degré de cette compression.
D. Le degré 4, qu'il ne faut jamais dépasser.
FF. Clef du filet d'eau capillaire.
G. Le tambour qui dirige la poussière liquide vers la bouche du malade.
H. Robinet qui donne passage au liquide à poudroyer.
I. Vis qui joint la branche I. H. F au corps de l'appareil, et ouverture par où on met le liquide dans le vase.
2, 3, 4, 5, chiffres qui marquent la pression du liquide en atmosphères.

Le modèle no 2, dont le récipient est en verre, n'a de différence avec celui qui précède que d'avoir la pompe foulante de l'air au-dehors et le récipient en verre. Le vase de verre a eu pour intention l'emploi des substances chimiques, qui, par un séjour plus ou moins prolongé, pourraient détériorer l'instrument ou s'altérer elles-mêmes à son contact.

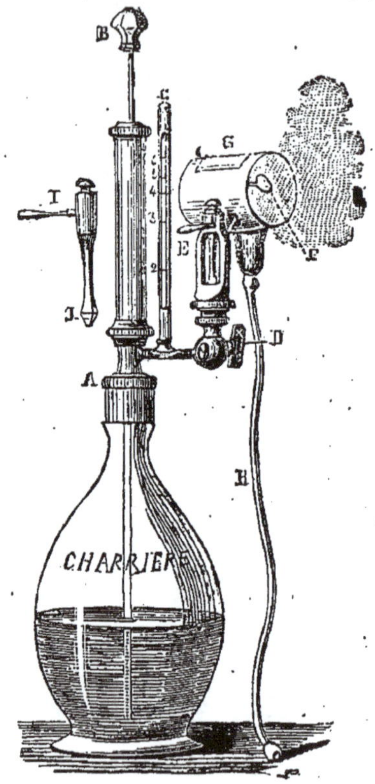

A. Carafe de verre contenant le liquide, qui se visse fortement à la pompe en cuivre A B
B. Piston de la pompe produisant la compression du liquide.
C. Manomètre indiquant le degré de pression, qui ne doit pas dépasser le chiffre 4.
D. Clef du robinet ouvert dans la direction verticale, l'étoile blanche toujours en haut.
E. Clef du filet d'eau capillaire.
F. Disque en zinc sur lequel se brise le liquide.
G. Tiroir à coulisse du tambour servant à voir la position du disque F.
H. Tube évacuateur.
I. Clef du filet d'eau vue isolément et qu'il faut sortir de l'appareil lorsque la fente J est obstruée, On la nettoie avec la pointe d'une épingle.
Il faut dans ce cas toujours fermer le robinet D avant de retirer la clef I. Ouvrir le robinet D avant de donner le premier coup de piston B pour chasser l'air,

Le modèle n° 3, que nous appelons l'appareil simplifié ou perfectionné a aussi son récipient en verre en cette même intention. A la vérité, il est nécessaire de pomper assez fréquemment durant la séance de respiration ; mais cette opération exige si peu d'efforts que dans la majorité des cas le malade peut le faire lui-même sans se déranger.

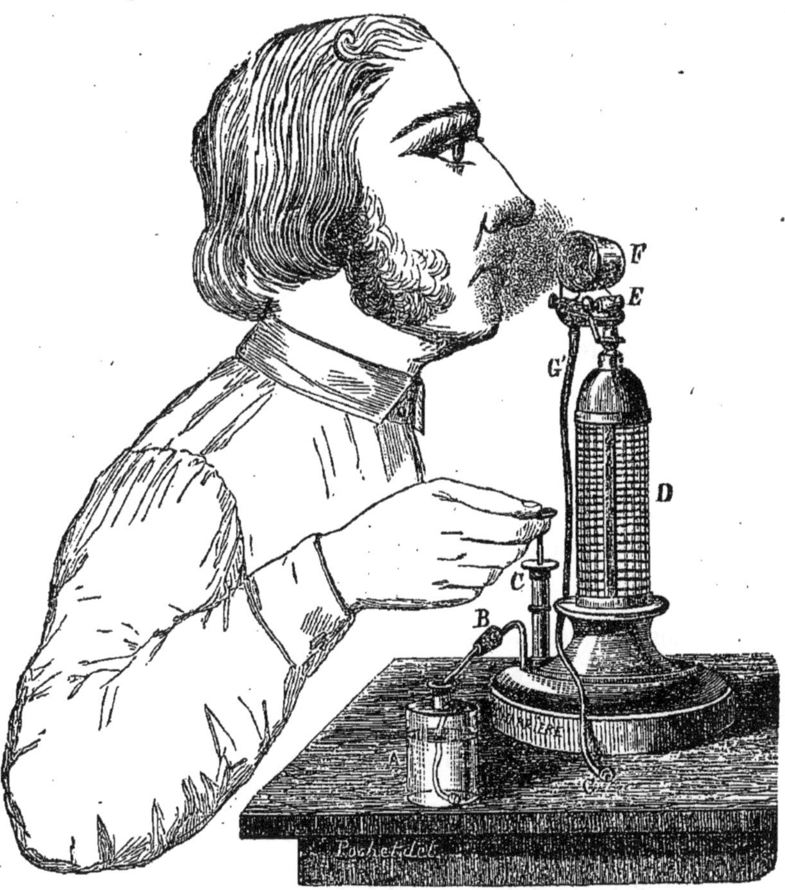

Nous expliquons plus loin le fonctionnement spécial de ces appareils et la manière de s'en approprier l'usage. (*Voir* page 22, § VII).

CHAPITRE II.

APPLICATIONS DE LA MÉTHODE AUX MALADIES QUI EN RÉCLAMENT L'USAGE.

§ 1. *Applications aux maladies de poitrine en général.*

Les applications de l'Appareil portatif se bornent pour le présent au traitement des diverses maladies des organes de la respiration. L'appareil pourra servir peut-être un jour à l'administration des médicaments en vue d'affections plus générales, et que le médecin jugerait devoir traiter par les bronches; mais M. le docteur Sales-Girons restreint aujourd'hui sa méthode à la médication des maladies propres aux organes respiratoires: le Pharynx et le Larynx, les Bronches et le Poumon. Dans le cadre nosologique de celle-ci il faut faire la division suivante :

1° Maladies chroniques.

2° Maladies aiguës.

Dans le premier groupe rentrent, selon l'usage, savoir : Les Pharyngites, les Laryngites, les Trachéites, les Bronchites et leurs subdivisions particulières; les Coryza, les Catarrhes, l'Asthme, l'Aphonie et enfin la Tuberculisation.

Dans le deuxième groupe rentrent les inflammations ou fluxions aiguës de la Gorge, des Amygdales, du Pharynx, des Bronches; l'œdème, les Diphtéries, les Angines simples ou pseudo-membraneuses et enfin le Croup.

La méthode respiratoire de M. le docteur Sales-Girons n'eut d'abord en vue que les affections de l'ordre chronique : les maladies dites de poitrine ; c'est pour elles que la pulvérisation a commencé. La médication, comme toutes les inhalations, ne paraissant faite pour produire des effets curatifs qu'à la longue; il était presque naturel que ces respirations eussent pour principal objet les maladies chroniques de la poitrine. Enfin l'étude spéciale que l'auteur s'est faite dans ce cadre devait y renfermer sa méthode (1).

Mais la possibilité et la facilité même de diriger toute espèce de médicaments, pourvu qu'ils soient solubles dans un liquide, eut bientôt agrandi le cercle de la thérapeutique respiratoire jusqu'à y faire entrer la division des maladies aiguës que nous venons d'énumérer. Du reste, l'appareil pulvérisateur portatif venait à propos, à la fin de cette grande discussion académique sur le Croup, dont les conclusions ne servirent qu'à démontrer l'insuffisance malheureuse des ressources de la médecine proprement dite (2).

Le croup et l'angine couenneuse, réduits à la pratique des divers cathétérismes proposés en France et surtout en Angleterre, avant d'être réduits à la cruelle extrémité de la trachéotomie, devaient faire aux médecins un devoir de chercher quelque chose de mieux.

On peut donc dire, que, si la méthode est née à l'intention des maladies chroniques des organes respiratoires, l'appareil portatif a été hâté dans sa confection pour les maladies aiguës de ces mêmes organes. L'usage que l'on a déjà fait des premiers exemplaires de cet appareil sur les ordonnances de MM. Trousseau, Blache et autres, prouvent, qu'il servira pro-

(1) Le docteur Sales-Girons est l'auteur d'un *Traité de la Phthisie par les Fumigations de goudron*, etc. Un vol. in-8, chez Savy, libraire, rue Bonaparte, n° 20, à Paris, 2e édition.

(2) L'Académie de médecine a soutenu, pendant les trois derniers mois de 1858, une discussion sur le Croup et les Angines graves, dans laquelle aucune des médications usitées n'a mérité son assentiment. La trachéotomie est pour ainsi dire restée la seule ressource contre ces maladies.

bablement pour l'un et l'autre de ces deux ordres de maladies.

Il était à souhaiter que la pratique continuât d'en justifier la théorie; c'est ce qui a eu lieu depuis.

CHAPITRE III.

SUBSTANCES A RESPIRER.

§ I. *Liquides médicamenteux à employer contre les affections chroniques de la poitrine.*

Les médicaments à employer dans les cas de maladies chroniques de la poitrine sont nombreux. La tradition nous a conservé les meilleurs, et dans ceux-ci, lorsque l'on consulte la pratique moderne, on peut mettre en tête, les Eaux minérales sulfureuses de Bonnes, de Pierrefonds, de Labassère, etc.

Ces eaux naturelles, employées avec succès contre ces affections pourront désormais être prises concurremment des deux manières : on boira comme devant le premier verre à jeun, et on fera passer le reste de la bouteille dans l'appareil pulvérisateur pour le respirer ensuite. La médication n'en sera que plus complète.

Quant aux liquides composés ou formulés par le médecin, on peut désigner l'Eau de goudron, l'Eau salée à défaut d'eau de mer; puis les eaux iodées, chlorurées, etc., et enfin les infusions émollientes, sédatives ou antiseptiques. Ainsi nous avons vu naguère une ordonnance de M. Blache prescrivant la teinture de belladone dans de l'eau tiède, à respirer contre la toux nocturne.

Du reste, le moyen d'administration est donné; l'appareil se prêtant à celle de tout agent qu'on peut dissoudre dans un liquide, c'est au médecin à essayer par la respiration ce qu'il sait être utile par les voies plus détournées de la digestion, car l'estomac ne vient qu'après les bronches pour un malade de la poitrine. Et d'ailleurs rien n'empêche d'utiliser ensemble ou séparément toutes les voies de médication, comme cela a lieu dans les établissements thermaux ; le méthode n'a pas d'autre prétention que celle d'avoir ajouté un moyen à tous les moyens existants.

Une personne enrhumée, si elle ne veut faire les deux choses concurremment, pourra désormais, à son choix, boire ou respirer une tasse d'infusion de violette, de tilleul, etc. Telles sont les facilités nouvelles que donne la méthode.

§ II. *Liquides à employer contre les affections aiguës des voies respiratoires.*

Les médicaments à employer pour le traitement des maladies respiratoires de cette deuxième catégorie : les maux de gorge, les laryngites, etc., sont d'abord, pour les plus ordinaires et les moins graves d'entre elles, ceux que nous avons déjà indiqués pour les affections de la précédente catégorie, notamment les respirations d'infusions tièdes et émollientes.

Dans la théorie de M. Sales-Girons, l'oxygène de l'air étant soupçonné la cause d'entretien et d'exaspération de ces lésions, tout ce qui, par une affusion ou fomentation superficielle, peut venir atténuer, sur ces surfaces enflammées, l'effet de l'oxygène, sera d'un très bon emploi. Sous ce rapport, les respirations simples d'eau tiède poudroyée, venant humecter topiquement les parties affectées, doivent déjà rendre des services; le médecin peut leur ajouter l'agent médical qu'il voudra, en l'incorporant au liquide.

Concernant les angines couenneuses et le croup, bien des

médicaments sans doute vont être mis en œuvre, grâce à l'appareil portatif. Parmi ceux qui ont déjà fait leurs preuves dans les diphthéries, on peut indiquer avec de bonnes présomptions les Chlorates de soude ou de potasse, qu'on dit doués de la propriété de dissoudre les fausses membranes et de les dégager. Si cela est vrai d'un simple contact momentané de ces liquides avec une éponge, que ne peut-on espérer de la respiration continue de ces liquides pour prévenir la formation de ces membranes ?

Une opinion récente, et qui a pour elle les témoignages du microscope, est celle qui tient à faire regarder les fausses membranes propres à ces affections comme des végétations parasitaires. Cette opinion aura pour conséquence thérapeutique l'emploi des agents sulfureux; et l'appareil vient encore à propos pour en administrer quasi-naturellement les meilleures préparations liquides.

Enfin, contre l'hémoptysie ou crachement de sang, symptôme effrayant, contre lequel la médecine n'a eu que les voies indirectes et dont l'effet devait être général avant d'atteindre la lésion locale, s'il l'atteignait, la pulvérisation du perchlorure de fer ou de tout autre styptique en dissolution convenable, offrira le moyen d'application immédiate nécessaire pour la prompte action hémostatique réclamée par cet accident.

En un mot, la muqueuse bronchique, par l'effet de l'Appareil pulvérisateur portatif, nous paraît être devenue comme une surface à découvert pour la thérapeutique.

CHAPITRE IV.

L'APPAREIL PULVÉRISATEUR PORTATIF ; SA DÉFINITION, SON JEU, SES USAGES ET LA MANIÈRE DE SE LES APPROPRIER.

§ I. *L'appareil, sa définition.*

L'appareil pulvérisateur est trop près de son origine pour n'être pas susceptible de perfectionnement sous tous les rapports. Néanmoins, tel qu'il est, nous croyons pouvoir lui donner une définition qui lui servira quelque temps encore.

Cet Appareil peut donc être défini : un vase complexe, d'où un liquide comprimé s'échappe en jet filiforme, lequel jet, rencontrant à distance convenable un disque résistant, s'éclabousse ou se brise dessus, de manière à produire une poussière liquide, d'autant plus abondante et plus fine que la compression intérieure est plus grande.

Cette compression s'effectue à la surface du liquide par une accumulation forcée d'air au moyen d'une petite pompe atmosphérique et est marquée en atmosphères sur le manomètre.

(Il s'agit, dans ce paragraphe de l'appareil 1er et 2me modèles. Nous ferons plus loin (page 22) un paragraphe à part pour celui du 3me modèle).

§ II. *Jeu de l'appareil (1er et 2me modèles).*

Cela dit, prenons l'appareil à vide et mettons-le en état de fonctionner pour l'usage auquel il est destiné. Cette opération se fait en trois temps, que nous allons sommairement noter, sauf à les développer ensuite.

— 1o Remplir, aux trois quarts, le vase A avec le liquide ordonné par le médecin.

— 2° Produire la compression intérieure, en faisant de bas en haut jouer le piston B, jusqu'à ce que le liquide soit monté, dans le manomètre C, au niveau du chiffre 3 ou 4 au plus.

— 3° Ouvrir le robinet H, et la poussière se produisant par la grande ouverture du tambour G, se placer de manière à en recevoir le torrent sur les lèvres entr'ouvertes et le nez.

Revenons sur chacun de ces trois temps pour en expliquer les points par ordre et en détail.

§ III. *Mettre le liquide médicamenteux dans le corps de l'appareil* (1 e *modèle*).

Pour mettre le liquide médicamenteux dans l'appareil, on tourne dans le sens d'ouvrir la vis I, et la branche I F se sépare bientôt du vase A. Cela fait, on couche l'appareil sur le côté opposé ; on met un entonnoir à l'ouverture laissée libre et l'on verse le liquide.

Après quoi, la branche I F est remise en place en l'adaptant et en tournant la vis dans le sens de fermer ; on serre assez fortement pour que la jonction soit complète.

Nous avons dit qu'il ne faut pas emplir tout à fait le vase A, ou qu'il ne faut l'emplir qu'aux trois quarts. Pour cela, l n'y a qu'à savoir d'avance ce qu'il contient et n'en mettre que la quantité voulue ; mais, un peu plus ou un peu moins, cela n'a pas d'importance.

§ IV. *Produire la pression du liquide* (1er *modèle*).

Pour produire la compression lorsque le vase est muni du liquide, il suffit, nous l'avons dit, de prendre la poignée B du piston et faire monter et descendre de toute sa longueur la tige de ce piston ; car il fant qu'il touche en haut et en bas. A chaque coup de bas, on doit voir, après les premiers coups, l'ascension du liquide dans le tube du manomètre. Or, il est *expressément défendu* d'y faire dépasser au liquide le chiffre 4 de l'échelle.

Si, dans le cours de la respiration, le manomètre était descendu au-dessous du chiffre 2, il faudrait donner quelques coups de piston pour renouveler la compression et activer la pulvérisation ; mais toujours se souvenir de s'arrêter lorsque le liquide est arrivé entre les chiffres 3 et 4 de l'échelle.

Les malades qui seraient aidés par des domestiques peu attentifs sont priés de faire de cette recommandation un ordre positif, et encore de veiller eux-mêmes à son exécution.

Lorsqu'on pompe au début de l'opération, le robinet H doit être fermé; mais il peut rester ouvert lorsqu'on pompe dans le cours de l'opération. L'usage apprendra ce détail.

§ V. *Pour bien produire la pulvérisation* (1er *modèle*).

Lorsqu'on aura produit la compression intérieure et ouvert le robinet H, qui donne lieu à la pulvérisation liquide, il faut faire attention au point où le filet d'eau rencontre le petit disque.

Comme il importe que la poussière se produise d'un seul côté du tambour G, il faut disposer ce petit disque de manière que le filet se rencontre, non sur le milieu, mais, au contraire, presque au bord de la circonférence et du côté où la poussière doit sortir du tambour pour être reçue sur les lèvres du malade. Un coup de poinçon sur la face extérieure de ce disque indique que c'est le point correspondant en dessous que doit frapper le filet d'eau.

L'expérience aura bientôt montré à chacun l'avantage qu'il y a à bien pointer le filet d'eau sur le disque pour la plus grande production et utilisation de la poussière.

Il est bon de préparer d'avance cette rencontre.

La poudre d'eau se produisant, il est inutile de répéter que le malade doit se placer ou placer l'appareil de manière à la recevoir sur les lèvres et *en face*. La distance de la bouche aux bords du tambour est relative à la quantité de poussière qu'il est requis de faire pénétrer dans la poitrine. Lorsqu'on voudra agir avec ménagement, comme dans le début des respirations, il faudra se tenir à une certaine distance, et se rapprocher à mesure de l'habitude et de la tolérance. Nous en dirons autant de la durée des séances.

Lorsqu'on s'apercevra que le poudroiement du liquide n'est pas proportionné à la hauteur marquée au manomètre, il faudra supposer que le petit trou par lequel sort le jet est obstrué par quelque fétu. Alors on ferme le robinet H, on retire la clef Z, et on passe l'ongle dans la rainure qu'elle porte à son cône inférieur. Cela fait, on la remet en place exactement et on ouvre le robinet pour que la pulvérisation recommence.

A ce propos, il est bon de dire que le liquide à employer devrait être au préalable privé de tous les petits corps ou débris qu'il pourrait contenir, soit par la décantation, soit par le filtrage à travers un linge.

L'intérieur de l'appareil aussi doit être tenu le plus proprement possible pour la même raison.

§ VI. *Note relative à l'Appareil du 2e modèle.*

La plupart des articles des trois paragraphes qui précèdent s'appliquent à l'appareil du 2e modèle.

La manière d'introduire le liquide est la même, si ce n'est que c'est par le goulot supérieur de la bouteille qu'il s'introduit dans celui-ci, et que la compression s'effectue avec une pompe qui est, à l'extérieur, fixée sur le même goulot.

Mêmes recommandations pour le chiffre du manomètre et pour la direction ajustée du jet sur la lentille.

§ VII. *Explication relative aux usages de l'Appareil du 3e modèle.*

Pour vulgariser la Méthode respiratoire, il fallait chercher à simplifier le procédé, et, par l'usage et le prix, mettre l'appareil à la portée du plus grand nombre.

Trois modèles d'appareils, fondés sur le même principe, sont sortis de ces recherches.

Chacun de ces modèles a ses avantages ; mais le dernier nous semble, pour la généralité des malades, mériter la préférence. La pulvérisation est la même dans tous ; mais celui-ci coûte moins, et il est plus aisé à manœuvrer.

La figure qui représente l'instrument en action pourrait, à la rigueur, nous dispenser d'en décrire les parties et en enseigner le maniement.

Mettre le liquide médicamenteux dans un flacon ou petit vase et y plonger le bout du tube mobile B.

Cela fait, donner quelques coups de piston G, ce qui fera monter le liquide dans le corps de l'instrument D.

Lorsque le liquide a atteint la hauteur du chiffre 3, marqué sur le montant de la grille, cette pression, qui indique trois atmosphères, suffit pour une bonne pulvérisation.

Alors, si le robinet E est fermé, on tourne la clavette et on voit le liquide s'en échapper en jet plus ou moins gros, selon l'ouverture donnée au robinet. L'usage apprendra bientôt le moyen de le produire assez fin pour que la pulvérisation soit la plus convenable.

Le filet liquide doit être dirigé sur une petite lentille fixée à l'intérieur du tambour F, lequel se lève et s'abaisse à cet effet sur sa tige de support.

Pour que la poussière liquide se projette au dehors du tambour, il faut que le filet d'eau frappe la lentille, non point au milieu, mais sur la moitié qui est du côté le plus évasé du tambour. L'inclinaison de la surface explique cette direction.

Le tube a pour objet de recueillir le liquide qui n'est pas pulvérisé sur la lentille. On pourrait le remettre dans le flacon et le faire servir de nouveau s'il était précieux.

Précautions relatives à l'Appareil du 3e modèle.

1° Il ne faut pas que le liquide soit employé trop chaud, à cause des tubes de verre; du reste, la méthode ne requiert pas qu'il soit plus que tiède ;

2° Il faut avoir soin de ne pas pomper que le bout du tube B ne plonge tout à fait dans le liquide ;

3° Ne jamais faire monter le liquide dans l'appareil au-dessus du chiffre 4, qui marque 4 atmosphères de pression ;

4° Si le jet liquide s'interrompt, il faut supposer qu'une ordure obstrue le petit canal ; alors on tourne le robinet de manière à grossir le jet, et l'obstacle est entraîné au dehors. Pour cette raison, avoir soin que le liquide soit très-propre de petits corps ou débris.

Pour le reste, exécuter les observations relatives aux autres modèles.

§ VIII. *Manière de bien respirer la poussière liquide.*

La manière de bien respirer la poussière liquide est un des points importants de la méthode. En voici la règle générale :

La physiologie et l'expérience, d'accord en cela, enseignent qu'il faut respirer *par la bouche* et *naturellement*. Toute façon de respirer à laquelle le malade serait obligé de s'étudier serait factice, et, partant, fatiguante pour les organes. Les inhalations par des embouchures ou des tubes ont ce défaut. Ce n'est pas à dire que, par intervalle, le malade ne fasse bien de prendre une inspiration plus profonde dans le but de faire pénétrer plus avant dans les bronches la poudre d'eau. La nature elle même provoque ces mouvements de temps à autre en bonne santé. Mais les inspirations larges ne doivent pas être continuées longtemps devant l'appareil pulvérisateur.

Quant à l'observation de respirer par la bouche, et non pas seulement par le nez, comme l'homme en a l'habitude, l'expérience a démontré que cette voie est la plus unie, la plus directe, la plus large, en un mot, la plus assurée pour faire arriver la poussière solide ou liquide dans les bronches. Les narines, au contraire, sont disposées pour tamiser l'air et arrêter au passage les particules étrangères à cet élément.

Telle est la raison de la règle qui indique de respirer par la bouche. Or, pour cela, il suffit de l'ouvrir de sorte que l'épaisseur du doigt mesure la distance des lèvres et des dents.

Comme il ne suffit pas d'avoir la bouche ouverte pour respirer par la bouche, on peut, par précaution, conseiller à ceux qui l'oublieraient de se tenir le nez légèrement pincé avec une épingle à cheveux ou autre moyen.

§ IX. *Durée et répétitions des séances de respiration.*

La durée des séances de respiration est relative aux circonstances qui tiennent à l'état du malade, de la maladie et à la qualité du liquide employé ; c'est donc au médecin qu'il appartiendra d'en décider.

Toutefois, pour les maladies chroniques des organes respiratoires, et pour des médicaments tels que des eaux sulfureuses, l'eau de goudron ou les infusions émollientes, la durée de la séance peut être fixée à vingt minutes; c'est à peu près le temps que donne la pulvérisation d'une demi-bouteille d'eau, soit un demi-litre.

Ces séances peuvent même être répétées deux fois par jour, la première ayant lieu le matin à jeun, et la deuxième dans la soirée, après la digestion du dernier repas ou avant le coucher. Enfin une troisième séance sera utilement intercallée dans l'après-midi, si le malade s'en trouve bien.

Le médecin consultant, ici comme toujours, reste l'arbitre des exceptions à faire à cette règle.

Lorsqu'au lieu des liquides ordinaires que nous venons de désigner, on voudra faire respirer des agents plus actifs, tels que solutions de belladone, de chloroforme, d'éther, etc., en vue de quelque symptôme particulier de la maladie principale, le médecin devra préciser le degré de la solution, la durée et le nombre des séances par jour.

Cette observation, faite ici pour les maladies chroniques de la poitrine, doit s'appliquer aux séances de respiration dans lesquelles on emploie des agents plus énergiques, pour les plus graves affections aiguës. Ainsi, les solutions de Chlorate de potasse ou de soude, celles de Perchlorure ou de persulfate de fer, celle des sels de zinc, de cuivre ou d'argent, etc., destinées au traitement des diphthérites, comme les angines et le croup, devront être rigoureusement dosées. C'est surtout dans ces cas aussi que le nombre et la durée des séances par jour devront être expressément déterminés par le médecin.

M. Sales-Girons fait remarquer qu'en vue de l'infection générale, attribuée aux fausses membranes et qu'on dit toxique, on pourrait utiliser en r espiration telle substance qui en serait réputée l'antidote. Pareillement, dans l'état de pyogénie qui caractérise la dernière période de la tuberculisation ou la colliquation phthisique, il lui semblerait rationnel de faire respirer en poussière liquide des solutions de quinquina ou de tout autre agent à propriétés antiseptiques.

Il est à présumer que ces substances atteignant les deux sortes d'infection au foyer même de l'hématose, c'est-à-dire, à leur point de départ dans l'économie, pourraient en neutraliser les effets funestes.

Mais n'anticipons pas sur les droits du praticien; une fois qu'il se verra en possession d'un instrument qui lui ouvre une thérapeutique nouvelle dans l'organe de la respiration, les idées lui viendront de la possibilité même de les exécuter.

(Voyons en tête de la notice comment M. le professeur Trousseau et M. Barthez emploient les solutions de tannin dans ces circonstances. Quant à l'intoxication générale de la diphthérie, M. Salès-Girons recommande les respirations d'eau tiède coaltarée, chlorurée ou goudronnée.)

§ X. *Température des liquides à respirer.*

La médecine pouvant tirer parti du chaud, du froid et du tiède, la question de la thérapeutique des liquides à employer n'est donc pas inutile à traiter.

D'abord l'expérience a témoigné à l'auteur de la méthode, pour ce qui regarde les maladies chroniques, en faveur des liquides tièdes, c'est-à-dire que la poussière médicamenteuse la mieux appropriée sous ce rapport est celle qui, à la respiration, ne donne ni la sensation du chaud ni la sensation du froid aux organes avec lesquels elle est mise en contact

Pour obtenir ce point, il faut donner au liquide la température un peu plus que tiède. Si c'est de l'eau sulfureuse, par exemple, que l'on emploie, on mettra un quart d'heure auparavant la bouteille encore bouchée dans un vase contenant de l'eau chaude. La main, appliquée sur le verre, indiquera suffisamment la chaleur nécessaire. Puis ce liquide, transvasé à l'instant dans l'appareil, fournira une pulvérisation convenable de température.

Pour les autres liquides, l'eau de goudron, etc., dont les principes sont moins subtils, on peut les échauffer comme l'on voudra pour obtenir la température requise.

Concernant les solutions ordonnées contre les affections aiguës, l'étude des températures est encore à faire. Cependant, pour ce qui est du croup et des angines couenneuses, il a été généralement reconnu que les humidités tièdes étaient d'un bon effet. C'est déjà là une présomption que les liquides devront être employés selon la règle générale ci-dessus énoncée pour les affections chroniques c'est-à-dire tièdes.

D'abord, s'il ne faut que des fomentations tièdes, il est certain que l'Appareil pulvérisateur peut les procurer plus convenables, sous tous les rapports, que les vases à vapeur qui ont servi jusqu'à ce jour pour les inhalations. Sans compter qu'à l'eau pure on peut toujours ajouter quelques principes qui en feront un médicament. D'ailleurs, tous les instruments vaporisateurs nécessitent une respiration artificielle, et la vapeur qui arrive à la bouche est toujours trop chaude pour être bonne, dans le cas de bronchite, de pneumonie aiguë, d'accès d'asthme, etc.

Dans le coryza, par exemple, les fumigations de vapeur sont contre-indiquées comme trop chaudes.

Il y aura des circonstances dans lesquelles les solutions à respirer devront être froides. Le froid est un agent thérapeutique qui a sa valeur. Outre les cas de lésions aiguës pour lesquelles on le jugera bon comme adjuvant, ne pourrait-on pas prévoir que la poussière d'eau froide servira un jour à une *Hydrothérapie* respiratoire ou pulmonaire, en vue d'affections de poitrine ou autres.

Si la respiration est une voie thérapeutique comme la digestion, rien n'empêche d'augurer que la médecine l'utilisera pour l'administration des médicaments.

Il est certain que l'estomac n'est pas plus propre à l'absorption, à l'assimilation et à la généralisation médicamenteuse que les bronches.

L'hémoptysie ou le crachement de sang est la seule affection dont le traitement respiratoire paraisse devoir toujours s'effectuer à froid. Les solutions hémostatiques qu'on adoptera pour la pulvérisation seront toujours plus actives si, à leurs propriétés styptiques, se joint la température froide du liquide.

Enfin, l'appareil pouvant effectuer la pulvérisation de l'eau depuis 40 degrés centigrades jusqu'à zéro, la médecine, pour qui rien n'est inutile, en tirera le parti qu'elle jugera. Les applications de liquides froids, même pour les affections de poitrine, ne manqueront pas d'indications dans la pratique.

§ XI. *De l'appareil à récipient métallique* (1er *modèle*) *et des appareils à récipient de verre* (2e *et* 3e *modèles*).

Nous venons de voir, dans le cours de ce qui précède, que les maladies chroniques de la poitrine forment une catégorie bien distincte de celle des maladies aiguës. Cette distinction devait se reproduire dans le traitement, qu'il faut toujours proportionner au caractère des affections. Aussi avons-nous vu que les liquides employés, le mode d'emploi, les doses, le nombre et la durée des séances de respiration, tout cela se modifie selon qu'il s'agit de l'une ou de l'autre espèce morbide.

Les maladies aiguës, par la qualité chimique des dissolutions à mettre en usage, peuvent exiger un appareil différent de celui qui sert aux médicaments peu énergiques employés dans les maladies chroniques. C'est ce qui a donné lieu à la confection des ***Appareils à récipient de verre,*** dont le contact avec les substances chimiques n'a pas les inconvénients de décomposition ou d'altération que présenterait l'appareil de cuivre.

Du reste, quel que soit le modèle de l'appareil, on peut dire de l'un comme de l'autre que les liquides y passent trop rapidement ou y séjournent trop peu de temps pour que des solutions légères comme celles qu'on y emploie s'y altèrent ou détériorent l'instrument. On verra ci-dessous ce qui reste à faire pour sa meilleure conservation.

§ XI. *Soins de l'Appareil.*

L'appareil pulvérisateur, à cause des pièces de précision qu'il contient, exige quelques soins lorsqu'on veut s'en servir comme lorsqu'on en a fait usage.

1° Il a déjà été noté que, pour la régularité nécessaire du jeu de la pulvérisation il faut que le liquide ne contienne aucun petit corps qui puisse venir boucher ou obstruer le canal qui produit le filet d'eau capillaire. Comme ces petits corps ne peuvent venir que du dehors ou du dedans de l'instrument, il importe donc à la fois que celui-ci soit bien nettoyé à l'intérieur, et que les liquides que l'on y introduit soient eux-mêmes dégagés de tout ce qu'ils peuvent contenir de solide.

2° Dans les cas où l'on viendrait à employer des substances susceptibles de fermentation ou de corruption, il sera bien d'en épuiser complétement le liquide, puis de faire un lavage avec de l'eau claire, et même d'en poudroyer une petite partie pour nettoyer le canal capillaire.

3° Le Manomètre est une des pièces qu'il faut soigner le plus particulièrement. On ne doit pas y voir de gouttes ou gouttelettes d'eau avant de pomper. Lorsqu'il y en a, il suffit de chauffer légèrement le tube de verre pour réduire lentement ces gouttes d'eau en vapeur. La colonne de liquide qui s'y élève à mesure qu'on fait jouer le piston doit aussi être unie ou sans interposition de bulles d'air. Quand cela arrive, il faut soupçonner quelque dérangement et y pourvoir.

4° Lorsque, après un certain nombre de coups de piston, qui supposent une compression notable à l'intérieur de l'appareil, on ne voit pas la colonne liquide monter dans le manomètre, il faut supposer un dérangement grave, ne pas continuer de pomper et consulter le fabricant ou un homme qui ait quelque notion sur les instruments.

5° Si l'appareil, mis en activité, perd le liquide ou crache par quelqu'une de ses jointures, il faut s'assurer que cela ne dépend pas des vis qui ferment ces mêmes jointures et qui ne seraient pas assez serrées.

6° La pompe elle-même peut se détériorer par l'usage et encore plus par le repos. Comme le piston a besoin d'adhérer exactement contre les parois de la pompe, il peut arriver que le cuir de ce piston s'use, s'aplatisse ou se dessèche, et, par suite, ne remplisse plus la capacité qu'il est destiné à remplir. Alors il faut retirer ce piston, relever le cuir, l'humecter d'huile fine et le remettre à sa place. Pour le retirer, il suffit de tourner la partie supérieure de la pompe au-dessous de la poignée du piston. Cette pièce se dévisse et permet au piston de sortir.

7° Quant au filet capillaire de liquide, s'il advenait que, par l'usure des bords ou toute autre raison, il cessât d'être uni et délié comme une aiguille, il faudrait penser que cette partie de l'appareil a besoin de nettoyage ou de réparation.

8° Lorsqu'en pleine pression du liquide, la séance de respiration est finie ou qu'on l'interrompt, il faut avoir soin de décharger l'appareil ou de donner fuite à l'air qui comprime. Pour cela, on incline l'appareil (1er modèle) comme pour le remplir de liquide, et on tourne la vis de jonction de manière à l'ouvrir un peu. Dès le premier tour, l'air s'échappe, et la compression intérieure est abolie. On tourne alors la vis dans le sens de fermer, et on remet l'appareil sur pied, jusqu'à ce qu'on reprenne une séance ou qu'on puisse continuer celle qui est commencée.

9° Tous ces soins sont bien simplifiés dans le petit appareil du 3e modèle, dont le corps lui-même sert de manomètre et pour lequel le liquide se tient à l'extérieur. Lorsque le filet s'arrête, il suffit d'ouvrir un peu plus le robinet; alors ledit filet, devenant plus gros, crache le petit corps qui l'obstruait, puis on rétablit le jet à la finesse qu'il doit avoir.

Nota. Si on se sert de liquides chauds, il faut que leur température ne dépasse pas 30 degrés centigrades. Il n'est pas nécessaire de les employer plus chauds, puisqu'on doit les respirer tièdes seulement ou vers la température de 20 degrés.

TABLE DES MATIÈRES.

Paris. Imp. Moque rue des Fossés-Saint-Jacques, 11.

APPENDICE.

TÉMOIGNAGES DONNÉS

A LA PULVÉRISATION DES LIQUIDES MÉDICAMENTEUX.

Les médecins qui voudraient connaître la valeur de la méthode de M. le docteur Sales-Girons, pourront, en dehors des ouvrages spéciaux de l'auteur, consulter :

1° Le RAPPORT fait à l'Académie de Médecine par M. le Professeur Poggiale, sur la pulvérisation des Eaux Minérales et autres liquides médicamenteux; (*Voir le Bulletin de l'Académie, Séances des* 7 *janvier et* 13 *mai* 1862.)

2° Le Discours de M. le Professeur Trousseau, dans la discussion académique de ce Rapport (*Voir le même Bulletin, Séance du* 6 *mai* 1862) ;

3° Le Rapport de M. Réveil, professeur agrégé, à la Société d'hydrologie médicale de Paris. (*Voir les Annales de cette Société, Séance du* 3 *janvier* 1862) ;

4° La Clinique de l'Hôpital Ste-Eugénie des enfants, par M. Barthez, médecin du Prince Impérial, pour des observations de croup traité par la pulvérisation d'une solution de tannin. (*Voir la Revue Médicale, novembre et décembre* 1860) ;

5° Le Mémoire sur la Pénétration des poussières liquides et leurs effets thérapeutiques sur les voies respiratoires, par M. Demarquay, chirurgien en chef à la Maison Municipale de Santé de Paris. (*Voir la Gazette Médicale du* 21 *et* 28 *juin* 1862.)

6° Le journal la *Revue Médicale*, qui a publié depuis quatre ou cinq ans, *passim*, tout ce qui a paru sur la méthode de M. Sales-Girons, son rédacteur en chef.

7° La *Théorie physiologique de la pénétration des poussières dans les bronches*, Mémoire de M. Sales-Girons à l'Académie de médecine. (V. *Revue médicale* n° du 15 décembre 1861.)

8° Le Rapport de la Commission médicale de l'Exposition universelle, qui conclut à ce que la Médaille pour la pulvérisation et ses instruments pulvérisateurs portatifs, fabriqués par M. Charrière, soit accordée à M. Sales-Girons. (Exp. de Londres 1862).

Comme toutes les innovations qui apportent un contingent réel à la thérapeutique, la pulvérisation, en tant que mode de traitement curatif de lésions respiratoires, a subi l'épreuve de la critique, qui l'a attaquée sur tous les points. Nous pouvons dire qu'elle est sortie victorieuse et intacte de ce débat contradictoire. A la Société d'Hydrologie médicale de Paris, par M. Réveil, et à l'Académie de médecine, par MM. Poggiale et Trousseau, la thérapeutique respiratoire aux liquides pulvérisés a reçu la sanction pratique que donnent les expériences les mieux autorisées.

On avait prétendu que la pulvérisation dénaturait les eaux minérales d'abord, tandis qu'elle est faite pour les administrer dans leur plus complète intégrité possible. On avait prétendu ensuite que la poussière liquide ne pénétrait pas dans les voies bronchiques ; la physique et la physiologie ont mis la pénétration hors de doute en la rendant évidente. On en admettait bien l'efficacité pour les maladies du laryux, mais on niait que ce mode d'administration pût produire des effets curatifs au-delà de cet organe. Sur ces prétentions et négations, la critique a reçu la satisfaction que peuvent fournir les preuves les plus positives de la science.

La méthode est donc jugée : « La pulvérisation des liquides « médicamenteux pour le traitement respiratoire des maladies « de poitrine, a dit M. Trousseau devant l'Académie de méde- « cine, restera, quoi qu'on fasse, un beau titre de gloire pour « M. Sales-Girons; et si la nouvelle balnéation à l'Hydrofère « de M. Mathieu, de la Drôme, expérimentée et approuvée « par les médecins de l'Hôpital St-Louis, rend déjà de grands « services, c'est encore à M. le docteur Sales-Girons qu'on est « redevable de ce bienfait. »

Quant à la pénétration des liquides pulvérisés dans les bronches jusqu'au poumon, M. Poggiale, maintenant la conclusion de son Rapport académique sur ce point, a ajouté, dans la séance de l'Académie du 13 mai 1862 la proposition qui suit :

« Contrairement à ce qu'on a avancé, nous affirmons, nous, « que la poussière des liquides médicamenteux pénètre, non- « seulement dans le larynx et la trachée, mais encore dans les « bronches et dans le tissu pulmonaire, comme le prouvent les « expériences faites sur la femme de l'Hôpital Beaujon. »

Eu égard aux divers appareils qu'on a fabriqués depuis eux de M. Sales Girons que nous faisons connaître dans la présente Instruction, M. Poggiale les a comparés, et le résultat des expériences qu'il a faites avec les uns et les autres exprimé par chiffres, touchant la conservation et l'intégrité du médicament liquide employé, a été favorable aux instruments pulvérisateurs fabriqués chez M. J. Charrière.

Du reste, M. Sales-Girons ayant à choisir dès le principe de sa méthode, a toujours écarté l'usage des appareils qui poudroyent les liquides au moyen des soufflets ou de la ventilation. Outre l'effet d'oxygénation ou d'irritation qu'ils peuvent produire sur les organes lésés, le vent a pour effet naturel d'*éventer* les liquides, et par ce fait d'en altérer les principes médicamenteux.

Nous prions donc les médecins et les malades de bien distinguer les appareils de M. Sales-Girons, qui pulvérisent les liquides sans vent et pour ainsi dire dans la bouche, d'un autre appareil, qui les pulvérise en les soufflant à distance, fournit à la respiration mille fois plus d'air que de liquide, et augmente ainsi l'inflammation des organes lésés au lieu de la diminuer.

L'action thérapeutique des poussières d'eau minérale et d'autres liquides composés ou formulés par le médecin selon les cas, a été mise en doute par ceux qui ne voulaient pas que le médicament poudroyé arrivât jusqu'aux bronches. Après avoir admis cette action curative pour les affections du larynx, du pharynx et de la trachée, ils demandent des observations cliniques pour les affections bronchiques et pulmonaires.

M. Sales-Girons, dans son *Traité des Salles de respiration à l'eau minérale pulvérisée*, en a publié un certain nombre, qu'il a recueillies à l'Établissement thermal de Pierrefonds-les-Bains, dont il est l'inspecteur, et où la pulvérisation a pris son origine; mais c'est moins ici des eaux minérales que des autres liquides employés à domicile qu'il s'agit.

Voici d'abord la lettre de M. Barthez, sur des Observations faites à sa clinique de l'Hôpital Ste-Eugénie des enfants.

« Très-honoré confrère,

« Je vous fais remettre quelques observations qui ont trait à l'emploi, dans le croup, de votre Appareil pulvérisateur des liquides médicamenteux. Leur nombre en est trop restreint sans doute pour qu'il soit permis d'en tirer des conclusions positives; mais, comme elles contiennent un encouragement sérieux à persévérer, j'ai pensé qu'il serait utile de les faire connaître, aussi bien qu'il ma paru convenable de vous les adresser.

« A l'exemple de M. Trousseau, et guidé comme lui par les résultats obtenus au moyen du traitement que préconise M. Loiseau pour l'angine couenneuse, j'ai employé la solution de tannin. Persuadé en outre, d'après ce que j'ai observé des effets de ce traitement, que la répétition fréquente des applications de tannin est un des éléments de succès, j'ai soumis les enfants à des inhalations très souvent répétées de cette solution, pulvérisée par votre petit Appareil.

« Il était d'ailleurs indispensable d'agir ainsi, parce que la fausse membrane entraîne par sa présence des conséquences locales bien autrement urgentes dans le croup que dans cette dernière maladie. Il faut au moins 24 heures et quelquefois plusieurs jours d'insufflations assiduement répétées de la poudre *sèche* de tannin, avant d'obtenir un effet évident.

« C'est assez dire que tous les cas de croup ne se prêtent pas également à cette médication, et qu'il existe pour elle, comme pour tout traitement raisonné, des indications et des contre-indications. Ainsi l'asphyxie imminente ou la marche rapide du mal vers l'asphyxie est l'une de ces contr'indications. D'autre part, ce traitement, qui jusqu'à présent doit être considéré comme exclusivement topique, ne saurait avoir d'influence contre les effets généraux de la diphthérie, et ces insufflations de M. Loiseau par conséquent, sont inutiles ou insuffisantes là où ces effets dominent.

« Cela ressort, comme vous le verrez, du petit nombre de faits que j'ai eus à ma disposition. Cinq enfants atteints de croup ont été soumis aux inhalations pulvérisées d'une solution de tannin. Chez deux la maladie était très avancée : l'asphyxie était établie d'une manière continue; il a fallu en venir à la trachéotomie au bout de quelques heures, et avant qu'il eût été possible au liquide pulvérisée d'agir d'une façon quelconque. Il est donc inutile de vous détailler ces observations.

« Chez les trois autres enfants, la maladie était moins avancée, l'asphyxie moins imminente, et le traitement a pu être franchement appliqué. Ce sont ces trois observations que je vous envoie, telles qu'elles ont été recueillies et rédigées par l'interne de mon service, M. Pouquet, qui a suivi les malades, et qui a fait faire sous ses yeux, le plus grand nombre des inhalations.

« La solution de tannin employée était au vingtième, plus rarement au dixième. Chaque inhalation durait de 15 à 20 minutes; il en a été fait huit, dix, quinze et jusqu'à vingt, dans les vingt-quatre heures : c'est-à-dire que les enfants respiraient presque constamment la poussière d'eau tannique.

« Ils ont accepté sans trop de difficulté ces inhalations si fréquentes. Il a pu arriver que la première séance les surprît et qu'ils cherchassent à éviter la poussière liquide ; mais ils s'y sont habitués facilement, et ont fini par se prêter de bonne grâce à la petite manœuvre nécessaire.

« L'action presque continue de la solution de tannin pulvérisée a été d'une complète innocuité, soit au moment même, soit ultérieurement ; c'est à dire, qu'aucun accident n'en a été la conséquence. Ainsi, vous verrez que chez l'un des enfants, les inhalations ont été faites sans qu'il s'en aperçût pour ainsi dire; que chez un autre la toux est devenue, au début et momentanément, un peu plus fréquente, un peu plus rauque, le sifflement laryngé plus sec que chez le troisième, la voix a pris plus de clarté, que l'oppression a diminué, que l'enfant s'est endormi paisiblemeat pendant l'inhalation, et que le calme immédiatement produit a été manifeste.

« Au point de vue plus important de l'action exercée sur le mal lui-même, vous pourrez voir que chez nos trois enfants, les fausses membranes ont subi des modifications favorables. Nous avons pu le constater directement là où elles étaient visibles. Pour le larynx et peut-être pour les bronches, le fait a été rendu évident par le calme croissant de la respiration, par la diminution de la dyspnée, par la disparition des accès de suffocation, par les résultats de l'auscultation, et enfin par ceux de l'autopsie.

« Chez un de nos malades il n'a fallu que vingt-quatre heures, pour obtenir le commencement de cette action utile ; tandis que chez un autre, elle s'est fait attendre près de trois jours.

« Cette amélioration des symptômes locaux, manifeste chez les trois enfants, la disparition même de ces symptômes n'a pas empêché deux d'entre eux de succomber. Les résultats de l'autopsie ont démontré que c'est la diphthérie générale qui a déterminé la mort après et malgré la disparition de la lésion locale. Le dernier enfant a guéri ; mais sa maladie ne présentait aucun des symptômes propres à l'intoxication diphthéritique.

« En présence de ces résultats, vous comprendrez la réserve de mes conclusions; mais vous comprendrez aussi que je sois encouragé à continuer ces essais dans l'espérance d'éviter la trachéotomie à un certain nombre d'enfants. J'y suis d'autant plus porté que ce traitement, innocent par lui-même, n'est pas un obstacle à l'opération qui peut être pratiquée dès que l'opportunité en est évidente. Les inhalations peuvent d'ailleurs être continuées après l'opération, et par l'orifice de la canule, s'il y a lieu de soupçonner que les fausses membranes descendent jusque dans les bronches. Mais c'est là une autre question que je réserve, et dont je pourrai vous entretenir plus tard.

Veuillez recevoir, etc. E. BARTHEZ. »

(Suit le détail de ces observations.)

Quelque temps après, s'est présenté un nouveau cas. Les mêmes respirations d'eau tannique pulvérisée ont produit un effet thérapeutique évident. L'enfant a été guéri en 4 ou 5 jours de traitement, et l'amélioration a été manifeste dès le début du traitement. (*Observation communiquée par M. E. Barthez.*)

M. Demarquay a publié, en juin 1862, dans la *Gazette médicale*, le résultat raisonné de ses expériences touchant la pénétration. L'auteur, qui a vu aussi l'action curative des liquides pulvérisés, résume son Étude dans les observations pratiques qui suivent. M. Demarquay est le premier qui ait appliqué la pulvérisation, comme on va le voir, dans des cas qui sortent de l'usage qu'on en fait aux lésions ordinaires des voies respiratoires; c'est-à-dire, dans les cas d'ophthalmies et de maladies syphilitiques. Voici comment il s'exprime auparagraphe des *Applications de la pulvérisation à l'homme*.

« Pour étudier avec soin ce sujet, il faudrait voir l'application de la pulvérisation en grand dans les Etablissements thermaux, où l'on soumet les malades affectés de différentes maladies de poitrine à ce mode de traitement. Mais comme je n'ai sur cette matière aucune expérience, et que je veux rester dans le domaine rigoureux des faits, je dirai que j'ai eu recours à la pulvérisation des liquides dans les *Maladies des yeux* et *les maladies du voile du palais, du pharynx et du larynx.*

« Dans les maladies des yeux, j'ai fait des pulvérisations avec des collyres très-variés, suivant la nature de l'affection que je voulais combattre, et il m'a semblé que l'emploi des collyres donnés sous forme d'eau pulvérisée avait une action plus puissante que lorsque nous les instillons tout simplement dans les yeux. C'est surtout dans la conjonctivite chronique, avec granulation de la muqueuse conjonctivale, que la pulvérisation de l'eau, tenant en dissolution un gramme de tannin pour 100 grammes d'eau, m'a paru agir avec le plus d'efficacité.

« Dans plusieurs cas, j'ai vu des plaques muqueuses, occupant le voile du palais et le pharynx, disparaître très-rapidement grâce à cette médication. J'en dirai autant des maladies spécifiques de la membrane muqueuse laryngée. J'ai vu, en effet, un vieux militaire affecté de plaques muqueuses du voile du palais avec un enrouement très-marqué. Depuis quelque temps il recevait un traitement général, sans résultat satisfaisant ; au bout de peu de temps les pulvérisations modifièrent profondément son état.

« J'ai vu un malheureux atteint de phthisie laryngée, et chez lequel la déglutition était très douloureuse, presque impossible ; son état s'améliora, sous ce rapport du moins, avec l'aide de la pulvérisation de l'eau tenant en dissolution un gramme de tannin pour 100 grammes d'eau. Or, quand on réfléchit que dans les maladies chroniques de la membrane muqueuse du larynx, le médecin n'a en quelque sorte à sa disposition que des médications indirectes, et que, lorsqu'il peut porter un agent quelconque sur le siége du mal, il n'y arrive qu'avec une extrême difficulté, dépassant souvent le but qu'il veut atteindre, on comprend l'importance des liquides poudroyés dans ces cas.

« Nous avons eu trop souvent l'occasion de faire la trachéotomie pour des maladies de ce genre, pour comprendre que bon nombre d'entr'elles résisteront à cet agent nouveau. Mais les faits signalés par M. Trousseau, ceux que j'ai vus dans mon service et en ville, me paraissent très favorables à l'application de l'eau poudroyée, chargée de principes médicamenteux, aux maladies de l'organe de la phonation. Les enrouements des chanteurs sont heureusement combattus par cette nouvelle médication.

« Les affections syphilitiques du voile du palais, du pharynx et du larynx sont promptement modifiées sous l'influence de l'eau pulvérisée tenant en dissolution une certaine quantité de liqueur de Van Swieten, (100 grammes de cette liqueur pour 500 grammes d'eau, ou mieux encore 25 centigrammes de sublimé corrosif dans 500 grammes d'eau). De toutes les médications topiques, celle-là, combinée avec le traitement interne est celle qui m'a donné les résultats les meilleurs. Dans ce cas comme dans les affections oculaires, le malade est soumis trois ou quatre fois par jour, et cinq à six minutes chaque fois, à la respiration de cette eau pulvérisée.

« J'arrive maintenant à la maladie pour laquelle la pulvérisation me paraît avoir une action très-puissante; je veux parler de la pharyngite granuleuse. Je l'ai employée une dizaine de fois avec grand avantage. Le liquide préféré par moi a été l'eau tenant en dissolution le tannin ; (un gramme de tannin pour 100 grammes d'eau, puis l'Eau-Bonne.) Je sais qu'on s'est servi dans les mêmes cas d'eau iodée ; mais je n'ai aucune expérience à ce sujet. En général sous l'influence de trois ou quatre pulvérisations par jour, l'état des malades s'améliore vite ; il suffit de quelques jours aux personnes atteintes de pharyngite granuleuse pour qu'elles accusent une amélioration dans leur état.

« Je viens de guérir en vingt à vingt-cinq jours un jeune avocat auquel tous les matins je faisais appliquer une douche pharyngienne d'eau pulvérisée au tannin (1 de 5 minutes; il souffrait depuis trois ans une douleur pharyngienne considérable. La sécheresse de l'arrière-gorge, une petite toux continuelle lui étaient pénibles ; souvent après avoir parlé, il expectorait un peu de sang, et la voix perdait de son timbre normal. L'examen de la gorge permettait de constater une inflammation chronique de toutes les parties constituantes de cette région avec développement anormal des glandules du pharynx. Eh bien ! malgré cet état, qui me paraissait sérieux, en peu de temps tous les phénomènes se sont modifiés, et mon jeune client est dans un état satisfaisant. J'ai rendu témoin de ce fait M. le professeur Trousseau. »

Les témoignages que nous venons de citer et que nous aurions pu multiplier beaucoup, suffisent donc pour justifier la méthode dans toutes ses parties:

Conservation des médicaments, pénétration dans les bronches, action sur les organes malades de la poitrine, usages thérapeutiques variés de la pulvérisation, il ne manque à la Méthode pour être adoptée dans toutes ses ressources que d'être connue des praticiens. Bientôt il y en aura peu qui ne la reconnaissent pour les services qu'elle peut rendre.

(1) La Douche pharyngienne ou du gosier, dont il s'agit ici, se produit avec le petit pulvérisateur portatif. C'est un autre mode de la pulvérisation qui s'effectue au moyen d'un petit corps de rechange en toile métallique très fine et qui permet de diriger un jet de poussière au fond de la bouche et sur les muqueuses lésées des amygdales, du pharynx et du larynx.

Ces douches de la gorge font aujourd'hui l'application la plus utile et le plus souvent utilisée de la pulvérisation des liquides. Chaque pulvérisateur est disposé pour cette application.

DE LA DIÈTE RESPIRATOIRE

DANS LE TRAITEMENT DES

MALADIES DE LA POITRINE (1)

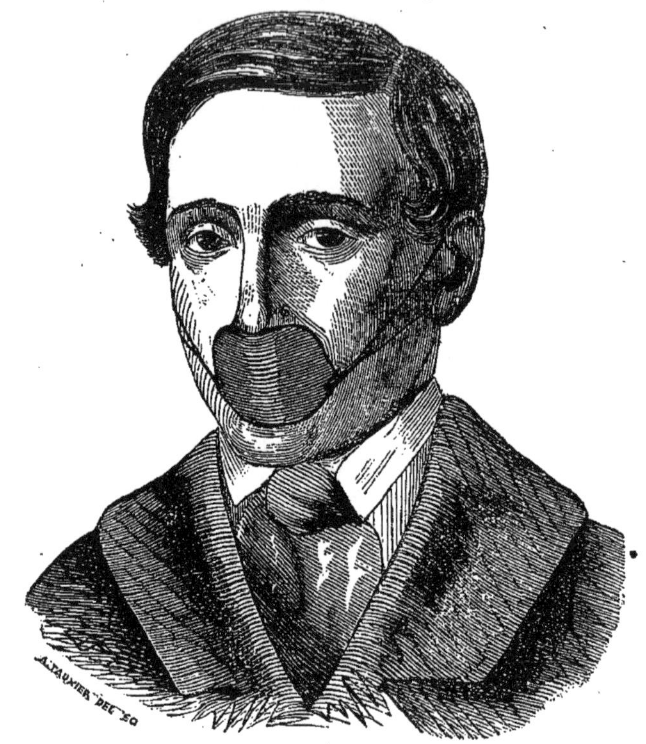

HISTORIQUE DE LA DIÈTE RESPIRATOIRE.

§ I. — La Diète respiratoire a pour principe ce fait acquis : c'est que le contact de l'air est nuisible aux surfaces lésées, ulcérées ou enflammées. Quant à celui des deux éléments de l'air qu'il faut accuser de cette action, il n'y a pas de doute que ce ne soit l'oxygène. La méthode a donc pour objet d'atténuer l'effet nuisible du contact nécessaire de l'oxygène sur les organes malades de la respiration.

(1) Prix du *Respirateur*, six francs, chez M. Charrière (Voir page 48).

Au point de vue pratique, l'institution de la Diète respiratoire procède des dernières études de M. Sales-Girons sur le goudron. Dès 1845, l'auteur écrivait dans son Ouvrage que l'efficacité déjà reconnue par les anciens à cette substance, contre les maladies de poitrine, devait tenir à ce que ses émanations balsamiques modifiaient les propriétés excitantes de l'air respiré. Cette présomption ne s'est vérifiée que 15 ans après. M. Sales-Girons ayant prié un jeune chimiste, M. Adrian, de lui faire l'analyse de l'air saturé des émanations spontanées du goudron végétal, on découvrit avec surprise que le phosphore, dont on se sert pour cette analyse, restait intact dans cette atmosphère factice.

L'interprétation naturelle du fait est que l'oxygène de l'air avait éprouvé une modification remarquable dans ses propriétés comburantes, puisqu'il n'avait plus la force d'attaquer le phosphore, qu'il brûle dans l'atmosphère ordinaire. Il avait suffi pour cela d'y mêler les émanations balsamiques du goudron.

Ainsi se trouvait expliquée cette efficacité du goudron sur les lésions bronchiques ou pulmonaires : ses émanations y adoucissent, y atténuent l'action de l'oxygène atmosphérique.

Cette découverte, annoncée à l'Académie de médecine par M. le professeur Bouillaud, rapporteur du Mémoire de M. Sales-Girons intitulé *Théorie d'une Diète respiratoire*, M. le professeur Guibourt entr'autres s'inscrivit contre le fait chimique Mais deux mois après, et à la suite d'expériences faites devant la Société de pharmacie de Paris, l'éminent chimiste écrivait à l'Académie pour rectifier son assertion. Voici un extrait de la lettre de M. Guibourt, lue à la séance du 26 mars 1861.

Monsieur le président de l'Académie de médecine,

« Dans la séance du 2 janvier dernier, M. le professeur Bouillaud a fait un Rapport sur un Mémoire de M. Sales-Girons, relatif à l'emploi de l'air modifié par la vapeur du goudron. (*Diète respiratoire*).

« Dans la séance suivante, j'ai exposé le résultat d'une expérience contraire à l'admission du fait annoncé dans ce mémoire, à savoir que les émanations du goudron auraient la propriété de modifier l'action de l'oxygène de l'air sur le phosphore.

« Le résultat de nouvelles expériences, faites à la Société de

Pharmacie, avec le concours de MM. Deschamps, d'Avalon et Adrian, se trouvant favorable à M. Sales-Girons, je ne dois pas tarder à en instruire l'Académie.

« Le fait le plus frappant et le plus simple consiste à mettre au fond d'un bocal une couche de goudron. Quand on juge que l'air intérieur est saturé de l'arôme, on y plonge un morceau de phosphore suspendu au bout d'un fil ; avant qu'il n'atteigne le goudron, la vapeur nébuleuse que produit le phosphore dans l'air et la lumière qu'il émet dans l'obscurité cessent complétement. »

M. le professeur Guibourt, après avoir expliqué la cause d'erreur de ses premières expériences, termine ainsi :

« En résumé, on ne peut contester le fait annoncé par M. Sales-Girons : les émanations odorantes du goudron modifient en l'atténuant l'action de l'oxygène de l'air sur le phosphore. »

Ainsi, la base même de la *Diète respiratoire* est établie. Si l'oxygène atmosphérique perd de sa grande activité sur le phosphore, c'est qu'il est modifié, atténué, affaibli par l'effet des émanations du goudron. Il suffit donc de mêler ces émanations à l'air respiré pour que son oxygène soit également modifié dans son action trop vitale sur les organes lésés et dans l'hématose.

Telle est l'origine et le fondement de la *Diète respiratoire*, que M. Bouillaud a qualifiée d'idée heureuse. Nous verrons plus loin comment M. Sales-Girons a utilisé le fait, en le complétant pour le rendre pratique et facile ; ici nous n'avons plus qu'à reproduire le résumé du Mémoire de l'auteur.

THÉORIE PHYSIOLOGIQUE DE LA DIÈTE RESPIRATOIRE.

§ II. Le mot *Diète*, en général, implique en médecine la double condition de pouvoir modifier les aliments en *quantité* et en *qualité*.

Dans la Diète respiratoire, l'aliment est l'air atmosphérique, et, dans cet air, l'agent principal est sans contredit l'oxygène, qui y entre dans la proportion de 21 pour cent en chiffres ronds, (20, 8 oxygène, 79,2 azote).

L'air, et nommément son oxygène, est reconnu aujourd'hui par la science comme la cause d'entretien, d'irritation et d'exaspération des lésions exposées à son contact permanent ou réitéré.

Or, de toutes les lésions de surfaces, celles qui affectent pour siége la muqueuse respiratoire, depuis le pharynx jusqu'aux derniers rameaux des bronches, sont les plus exposées à ce contact. Le va-et-vient de la respiration doit produire sur elles l'effet double d'un soufflet qui y renouvelle cette impression plus de trente fois par minute, près de cinquante mille fois par jour.

Comme la respiration ne peut pas plus être suspendue que la vie dont on l'a faite synonyme, ce n'est pas à la fonction qu'il faut s'adresser pour modifier cette impression, mais bien à l'air atmosphérique, en atténuant ses effets nuisibles sur les lésions. Ainsi, le va-et-vient y sera aussi fréquent, mais l'oxygène y sera modifié en quantité et dans ses qualités phlogistiques.

Tel est le but de la Diète respiratoire; en voici le procédé :

MOYEN DE DIMINUER L'OXYGÈNE DE L'AIR EN QUANTITÉ.

§ III. Concernant la modification en quantité, les moyens sont nombreux; mais le plus naturel et le plus aisé est la dilatation du volume de l'air par l'échauffement. A volume égal, en effet, l'air chaud doit contenir moins d'oxygène que l'air froid. Voici le calcul approximatif :

1,074 litres d'air à la température de 20 degrés de température se réduisent à 1,000 litres d'air à zéro.

Donc 1,074 litres d'air respiré à 20 degrés ne fournissent pas plus d'oxygène à la respiration que 1,000 litres à zéro de température (1).

Or, l'adulte respirant 12,000 litres d'air dans les 24 heures, s'il les respire à 20 degrés, aura en réalité respiré 12 fois 74 ou 888 litres de moins d'air que s'il les avait respirés à zéro.

Mais 888 litres contiennent 21 pour cent d'oxygène, soit environ 187 litres.

Donc enfin, l'adulte respirera dans les 24 heures 187 litres d'oxygène de moins s'il respire l'air à 20 degrés que s'il le respirait à zéro.

C'est peu; il ne faut pas que ce soit beaucoup; c'est suffisant. Réduire l'oxygène d'un douzième, en passant de zéro à 20 degrés de température, représente peut-être plus que la différence de climat entre Paris et Nice. Les médications continues, comme la respiration, ne doivent procéder qu'à très petites doses. De zéro à trente degrés, l'air perdrait plus d'un douzième de sa quantité d'oxygène pour la respiration.

Le repos et la nourriture modérés sont des moyens bien plus puissants de Diète respiratoire; mais la dilatation de l'air

(1) Je néglige l'effet du froid sur l'organisme, qui est cause d'une plus grande consommation d'oxygène par la respiration.

suffit, et ceux-ci ne vont être cités qu'à titre de moyens au besoin. Ainsi, l'immortel Lavoisier a calculé :

1° Qu'un homme, après avoir bien mangé, portant un poids de 7 kilogrammes, et le montant à une hauteur de 200 mètres, consommait, par la respiration, 91 litres d'oxygène en une heure.

2° Que le même homme, à jeun, faisant le même travail, en consommait 63 litres en une heure.

3° Que le même homme, à jeun et au repos complet, ne consomme plus que 24 litres d'oxygène en une heure.

Ces observations sont pleines d'enseignements pour ceux qui voudront prévoir les ressources de la Diète respiratoire.

MOYEN D'ADOUCIR LES QUALITÉS DE L'OXYGÈNE DE L'AIR.

§ IV. — Le moyen d'amoindrir l'oxygène en *quantité* étant trouvé, il ne s'agit plus que des moyens de le modifier en *qualité ;* c'est-à-dire, d'en adoucir les propriétés excitantes sur les organes. Ici intervient la découverte d'un fait chimique dont M. Sales-Girons a donné connaissance à l'Académie.

Ce fait consiste en ce que, dans l'air, même légèrement imprégné des émanations odorantes du goudron, l'oxygène perd de sa propriété d'attaquer le phosphore et de produire avec ce corps les deux phénomènes connus de la combustion lente et de la phosphorescence, aux températures ordinaires.

L'induction est que l'oxygène de l'air se trouve modifié dans ses qualités phlogistiques par les émanations balsamiques du goudron. M. Sales-Girons a expliqué par ce fait l'efficacité connue des vapeurs goudronnées dans le traitement des maladies de poitrine, et il a institué sur ce fait le deuxième article de sa Diète respiratoire.

En résumé : 1° dilatation de l'air par la température, le repos et la nourriture modérés, pour atteindre l'oxygène en *quantité* ; 2° émanations goudronnées mêlées à ce même air, pour l'atteindre dans ses *qualités.*

Telles sont les deux données auxquelles la Diète respiratoire vient satisfaire. Il ne s'agit plus que de les traduire en une pratique qui soit à la portée de tout le monde.

APPLICATION PRATIQUE DE LA THÉORIE. APPAREIL RESPIRATEUR.

§ V. — Le médecin ordonnant au malade de la poitrine de s'enfermer durant l'automne et l'hiver, dans une chambre à la température de 20 degrés et dont l'air fût imprégné d'émanations de goudron, remplissait donc les deux conditions requises ; seulement il l'ignorait. D'autre part, l'exécution de l'ordonnance était loin d'être à la portée de tout le monde.

La Diète respiratoire y a pourvu par un petit Appareil, qui s'applique sur la bouche et les narines, et qui fait que le malade qui en est muni fabrique et emporte partout avec lui son atmosphère appropriée.

Ce petit appareil est fait de deux ou trois doubles de tissus peu conducteurs du calorique. C'est par eux qu'il remplit la première condition ; c'est-à-dire, que l'air respiré au travers arrive aux poumons à la température de 20 degrés au moins, fût-il à zéro dans le milieu où l'on se trouve.

La deuxième condition est remplie par une petite pièce, chargée à l'intérieur d'une goutte de préparation goudronnée. Les émanations odorantes de cette substance, se mêlant à l'air tiède dans chaque inspiration, agissent sur l'oxygène de cet air et en adoucissent les propriétés excitantes sur les organes intéressés.

Ainsi se fait cette Diète, qui suffit à elle seule pour bien des cas, et qu'on peut associer d'ailleurs avec la respiration des liquides poudroyés, lorsque des affections plus graves l'exigent.

MALADIES AUXQUELLES S'APPLIQUE LA DIÈTE RESPIRATOIRE.

§ VI. — La Diète respiratoire pourrait concourir à la cure de toutes les maladies ; mais ici son intention ne sort pas du cadre des maladies dites de poitrine. Comme dans les cas d'angines, de pharyngites, de laryngites, de bronchites, etc., les lésions de la muqueuse respiratoire se trouvent exposées au contact sans cesse renouvelé de l'air, il est rationnel d'appliquer à ces lésions chroniques ou aiguës, les bénéfices de la Diète respiratoire, qui a précisément pour objet d'amoindrir le fâcheux effet de ce contact.

Dans les inflammations aiguës, telles que les diphthéries, les angines couenneuses, le croup, etc., la Diète respiratoire a son indication rationnelle, fondée sur l'atténuation des propriétés phlogistiques de l'oxygène de l'air, cause principale des formations pseudo-membraneuses qui en font le danger.

Les irritations inflammatoires, telles que les coryzas, les rhumes, les catarrhes d'hiver ou par refroidissement, indiquent aussi le bon emploi de la Diète respiratoire.

A l'état ordinaire, les personnes à la poitrine faible ou fatiguée, celles surtout qui sont tenues de vivre dans un air trop vif ou même au vent; celles qui par état sont obligées de parler, chanter, crier; celles dont la vie d'étude excite le système nerveux correspondant aux bronches; celles enfin dont l'haleine aurait besoin d'être corrigée, feront bien d'introduire dans leur hygiène l'usage de cette Diète respiratoire.

Il n'est pas de condition sociale dans laquelle on ne puisse trouver plusieurs heures par jour pour porter l'appareil. Il est aussi facile que des lunettes, et le son de la parole n'en est pas même influencé. Du reste, on peut au besoin le garder durant la nuit, si le médecin le jugeait utile ou opportun.

DISPOSITION DE L'APPAREIL POUR S'EN SERVIR.

§ VII. — L'appareil ouvert, étendre tous les matins, sur la mèche de coton disposée à l'intérieur, une demi-goutte de la préparation goudronnée que contient le petit sac d'étain.

Cela fait, refermer l'appareil et se l'appliquer sur la bouche en moulant les narines dans le bord supérieur. Les cordons latéraux passés derrière l'oreille servent à le maintenir en place.

Porter l'appareil au moins plusieurs heures par jour ; quand on le quitte, l'exposer à l'air plutôt que l'enfermer dans la boîte.

Changer le coton de temps à autre, et entretenir les tissus aussi propres que possible.

En hiver, si l'air inspiré n'était pas rendu assez chaud, ajouter une feuille de flanelle à l'intérieur. Pour l'été, l'appareil est fait de tissus de crins, qu'on nettoie de temps en temps avec une brosse mouillée.

FORMULES DES PRINCIPAUX LIQUIDES A RESPIRER EN PULVÉRISATIONS, CONTRE LES AFFECTIONS DE POITRINE.

1° L'eau de goudron : Prenez goudron de Norwège 30 grammes pour 1 litre d'eau ordinaire. Mêler, remuer à plusieurs reprises; après 24 heures, mettre en bouteille en filtrant à travers un linge fin.

2° Eau iodée : A 1/4 de litre d'eau tiède mêler 30, 40 ou 50 gouttes de teinture d'iode récente.

3° Eau de tannin : A 1/4 de litre d'eau mêler 2 ou 3 grammes de tannin. Filtrer à travers un linge fin.

4° Solution de perchlorure de fer contre l'hémoptysie : à un quart de litre d'eau mêler un gramme de perchlorure.

5° Eau éthérée dans les accès d'asthme : à 1/4 de litre d'eau mêler deux cuillerées à café d'éther sulfurique.

6° Les infusions émollientes et calmantes de fleurs de tilleul, d'oranger, de feuilles de sauge, de bourgeons de sapin, etc. seraient faites un peu plus fortes que pour les boire; on les pulvérisera tièdes seulement.

7° Les eaux sulfureuses de Bonnes, Pierrefonds, Labassère, Mont-d'Or, etc.

Les séances de respiration seront faites au moins deux fois par jour, le matin et le soir, durant 10 minutes. On pourra les faire plus souvent si le médecin le juge convenable et si le malade s'en trouve bien.

Ces divers liquides peuvent être employés pour les respirations bronchiques et pour les douches du gosier.

AVIS UTILE.

Nous prions le lecteur de bien faire la distinction de la *Thérapeutique respiratoire* et de la *Diète respiratoire*, afin de n'en pas confondre les instruments respectifs.

1° Le *Pulvérisateur* des liquides est pour la *Thérapeutique.* Il sert à respirer les liquides et à les faire pénétrer depuis le fond de la bouche jusqu'aux bronches malades.

2° Le *Respirateur* est pour la *Diète.* Il sert, en le portant sur les lèvres et les narines, à modifier l'air qui entre dans la poitrine.

Tous les deux se vendent chez M. Charrière, fabriquant d'instruments de chirurgie, rue de l'École de Médecine, n° 6, à Paris.

Le Pulvérisateur complet, pour respirations et pour douches du gosier, se vend 55 francs pour les médecins et 60 francs pour les malades.

Le Respirateur, avec la préparation goudronnée qui l'accompagne et l'Instruction, se vend 6 francs (En envoyant pour 6 francs de timbres-poste dans la lettre de demande, on le reçoit immédiatement par la poste, franc de port).

NOTA. M. le Dr Sales-Girons se fait un devoir de répondre à toutes les informations relatives à sa méthode, et il sera reconnaissant à ceux de ses confrères qui voudront bien lui transmettre l'observation des cures qu'ils recueilleront dans leur pratique. Elles seront publiées, s'ils le désirent, dans son journal, la *Revue médicale* dont les bureaux sont n° 66, rue Bonaparte, à Paris.

FIN DE LA DIÈTE RESPIRATOIRE.

Voir la table des matières concernant la respiration des liquides pulvérisés. Page 32.

Paris. — Imp. Moquet, 11, rue des Fossés-St-Jacques.

www.ingramcontent.com/pod-product-compliance
Ingram Content Group UK Ltd.
Pitfield, Milton Keynes, MK11 3LW, UK
UKHW012301240726
13966UKWH00004B/1542

9 782011 901293